Dr. Peter J. D'Adamo mit Catherine Whitney

Das Original-Blutgruppenkonzept
Tipps für die Blutgruppe A

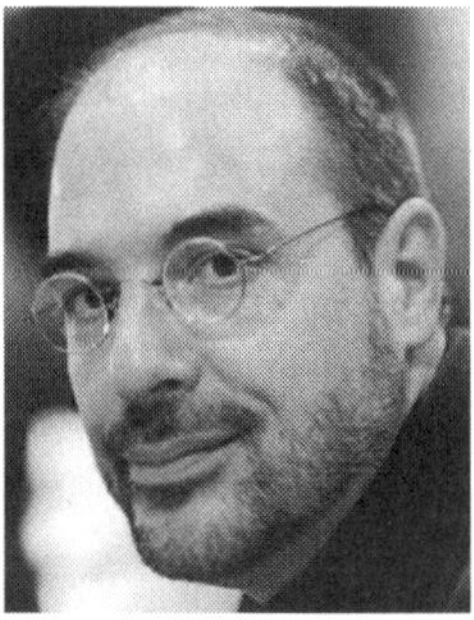

Dr. Peter J. D'Adamo, geboren 1956 in New York, ist einer der bekanntesten Naturheilmediziner in den USA. Er hat über viele Jahre hinweg die Zusammenhänge zwischen der individuellen Blutgruppe, der Ernährungs- und Lebensweise sowie zwischen Gesundheit und Krankheiten erforscht. Sein Grundlagenbuch »4 Blutgruppen – Vier Strategien für ein gesundes Leben« ist in den USA ein Millionen-Erfolg und wurde auch bei uns zum Bestseller. Danach hat er (ebenfalls mit Catherine Whitney) »4 Blutgruppen – Das Kochbuch für ein gesundes Leben« und »4 Blutgruppen – Richtig leben« veröffentlicht. Beide liegen ebenfalls im Piper Verlag vor.

Catherine Whitney, geboren 1950 in Seattle, ist Co-Autorin zahlreicher Gesundheitsbücher.

Dr. Peter J. D'Adamo
mit Catherine Whitney

Das Original-Blutgruppenkonzept
Tipps für die Blutgruppe A

Aus dem Amerikanischen von
Erica Mertens-Feldbausch

Piper
München Zürich

Die Originalausgabe erschien unter dem Titel »Blood Type A – Food, Beverage and Supplement Lists from ›Eat Right for Your Type‹« 2002 bei Berkley Books/The Berkley Publishing Group, a division of Penguin Putnam Inc., New York.

Redaktion: Linda Strehl

ISBN 3-492-04455-7

Umschlaggestaltung: Büro Jorge Schmidt, München
Umschlagfoto: gettyimages / V. C. L.
Autorenfoto: Peter von Felbert
Satz: Filmsatz Schröter GmbH, München
Druck und Bindung: GGP, Pößneck
Printed in Germany

www.piper.de

Für die Menschen des 21. Jahrhunderts mit der Blutgruppe A, damit sie sich ihres ungewöhnlichen Erbes bewußt werden können

Ein wichtiger Hinweis

Das vorliegende Buch stellt keinen Ersatz für die Empfehlungen eines Arztes oder anderer mit der medizinischen Versorgung beauftragter Personen dar. Es soll die Leser vielmehr mit den nötigen Informationen versorgen, die ihnen im Hinblick auf Gesundheit und optimales Wohlbefinden von Nutzen sein können. Alle Fragen der Gesundheit bedürfen der fachkundigen Beurteilung durch einen Arzt. Autor und Verlag sind weder haftbar noch verantwortlich für irgendwelche Nachteile oder Schäden, die angeblich aus einer in diesem Buch enthaltenen Information oder einem darin gemachten Vorschlag erwachsen.

Autor und Verlag übernehmen keine Verantwortung für allfällige Waren und/oder Dienstleistungen, die in diesem Buch angeboten oder erwähnt werden, und lehnen ausdrücklich jede Haftung in bezug auf die Verfügbarkeit solcher Waren und/oder Dienstleistungen ab. Desgleichen sind Autor und Verlag weder verantwortlich noch haftbar für irgendwelche Nachteile, Schäden oder Kosten, die Personen oder Eigentum im Zusammenhang mit derlei Waren und/oder Dienstleistungen erwachsen.

Inhalt

Danksagungen

Wissenschaftliche Forschung ist nie das Werk eines einzelnen, und deshalb geht mein Dank an viele Personen. Während der Arbeit haben mich zahlreiche Menschen motiviert, angespornt und unterstützt und mir ihr Vertrauen geschenkt. Allen voran danke ich meiner Frau Martha von ganzem Herzen für ihre tagtägliche Liebe und Freundschaft; meinen Töchtern Claudia und Emily für die Freude, mit der sie mein Leben bereichern, sowie meinen Eltern Dr. James und Christl D'Adamo, die mich lehrten, meiner Intuition zu vertrauen.

Des weiteren gilt mein tief empfundener Dank meiner Mitautorin Catherine Whitney und deren Mitarbeiter Paul Krafin, die eine Fülle wissenschaftlicher Fakten zu einem praktischen Ratgeber für die alltägliche Lebensführung zusammenstellten; meiner Agentin Janis Vallely, die sich engagiert und klug für meine Belange einsetzt und mich anspornt, sowie Amy Hertz, meiner Lektorin bei Riverhead/Putnam, deren Weitsicht und Kompetenz der Blutgruppenstrategie zum Durchbruch verhalf.

Zu danken habe ich auch Jane Dystel, Catherines Literaturagentin, die uns mit Rat und Tat zur Seite stand; Heidi Merritt, die mit Engagement und Liebe zum Detail am Manuskript feilte, sowie meinen Mitarbeitern in der Summer Street 2009 für ihren hingebungsvollen Einsatz und der hart arbeitenden Belegschaft in der Brook Street 5.

Und nicht zuletzt gilt mein Dank all den liebenswerten Patienten, die mir auf ihrer Suche nach Gesundheit und Wohlbefinden ihr Vertrauen schenkten.

Was Angehörige der Blutgruppe A über die Diät berichten

Ann R., 52 Jahre alt

»In den letzten zwanzig Jahren probierte ich eine Diät nach der anderen aus und erlebte dabei den hinlänglich bekannten Jo-Jo-Effekt – das heißt die Kilos, die ich dabei ab- und wieder zunahm, gingen alles in allem in die Dutzende. Als ich mit der Typ-A-Diät begann, wog ich rund 90 kg; mittlerweile sind es knapp 75 kg, und ich verliere weiter an Gewicht.

Für den Entschluß, es mit dieser Diät zu versuchen, gab es mehrere Gründe; ausschlaggebend aber war die Tatsache, daß mein Mann – bislang schlank und dem Dauerlauf zugetan – begonnen hatte, an Gewicht zuzulegen; und mit seiner Energie haperte es auch. Ein Jahr lang hatte ich versucht, ihn zu einer fettarmen Diät zu bekehren. Die Typ-A-Diät weckte schließlich sein Interesse – umso mehr, als wir beide Blutgruppe A haben und uns deshalb ziemlich leicht damit taten.

Nach vier Tagen ohne Milchprodukte hörte mein Mann auf zu schnarchen, und ich wanderte vom Gästezimmer zurück ins gemeinsame Schlafzimmer. Mittlerweile kommen wir beim Einkaufen von Kleidung wieder mit normalen Konfektionsgrößen aus. Innerhalb von sechs Wochen baute mein Mann gut elf Kilo Körpergewicht ab, und ganz besonders bemerkenswert ist der Rückgang seiner Triglyzeridwerte von 608 auf 177 innerhalb von zwei Monaten. Und bei all dem müssen wir keineswegs hungern.«

Brad L., 35 Jahre alt

»Ich litt an chronischem Reizkolon, aber seit ich mich an die Ernährung der Blutgruppe A halte, hat sich mein Leben von Grund auf verändert. Bislang kann ich es immer noch nicht fassen. Ich war von einem Facharzt zum anderen gelaufen, hatte zahllose Untersuchungen über mich ergehen lassen und bekam eigentlich immer wieder zu hören, daß ich mich damit wohl würde abfinden müssen. Doch im Alter von 34 Jahren mit der Aussicht konfrontiert zu werden, ein Leben lang an Reizkolon zu leiden, wollte ich nicht akzeptieren.

Als ich mich dann schließlich auf die Typ-A-Diät umstellte, konnte ich den Unterschied kaum glauben. Es war einfach erstaunlich. Ich erzählte Freunden und Familienangehörigen von meinen Erfahrungen, und mittlerweile zeitigt diese Form der Ernährung auch bei meiner Mutter und meinem Bruder Erfolge. Und nun möchte ich Ihnen danken. Sie können sich kaum vorstellen, wie sehr ich Ihre Forschungsarbeit und -ergebnisse schätze.«

Gina V., 37 Jahre alt

»Diese Form der Ernährung hat mein Leben durch und durch verändert. Ich begann mit der Diät, nachdem man bei mir das Stein-Leventhal-Syndrom (Syndrom der polyzystischen Ovarien) festgestellt hatte. Mir war klar, daß ich unbedingt etwas für meine Gesundheit und mein Gewicht tun mußte. Mittlerweile habe ich rund elf Kilo abgenommen und fühle mich auch gesundheitlich sehr viel wohler. Eines Tages wird Ihre Diät sicherlich auf breiter Basis einschließlich Medizinerkreisen akzeptiert sein.«

Martha A., 33 Jahre alt

»Innerhalb von zwei Monaten habe ich knapp sieben Kilo abgenommen; das an sich ist schon großartig, aber längst noch nicht alles. Ich fühle mich nämlich wohl wie noch nie zuvor in meinem Leben. Und dies ist umso erstaunlicher angesichts der Tatsache, daß ich als nicht berufstätige Mutter den ganzen Tag über von Kindern umgeben bin, die sieben Tage in der Woche von früh bis spät Radau machen. In Disneyland wurde meine Energie dann auf eine harte Probe gestellt, und trotz der Gewichtsabnahme hielt ich besser durch als die übrigen vier Erwachsenen, die mit dabei waren.«

Stephen B., 54 Jahre alt

»Seit ich mich an die Typ-A-Diät halte, sind meine Cholesterin- und Triglyzeridwerte merklich gesunken. Überdies habe ich über neun Kilo abgenommen; meine Verdauung funktioniert wesentlich besser, ich fühle mich tagsüber ausgesprochen fit und habe einen klareren Kopf. Dank der Diät läuft bei mir alles besser. Als Akupunkteur und Naturheilkundler empfehle ich diese Diätform auch regelmäßig meinen Patienten.«

Grace K., 29 Jahre alt

»Etwa vier Monate lang habe ich mich an die Ernährungsregeln für die Blutgruppe A gehalten und dabei enorm für meine Gesundheit profitiert. Die übermäßige Schleimproduktion hörte zu meinem Erstaunen auf, ich nahm innerhalb von drei Monaten knapp fünf Kilo ab und zum erstenmal seit Jahren fühlte ich mich körperlich rundum wohl.

Neun Monate nach Beginn der Diät geriet ich in eine Art Erschöpfungszustand und beschloß deshalb, es mit einer eiweißreichen Kost zu versuchen, wie sie damals gerade in Mode war. Also stopfte ich Fleisch, Käse, Sahne und fettreiche Nüsse in mich hinein, und dazwischen ein paar Blättchen Kopfsalat. Schon eine Woche später wog ich gute zwei Kilo mehr, fühlte mich von all dem Fleisch angewidert und in meiner Haut nicht mehr wohl. Angeblich sollen ja bei proteinreicher Ernährung die Pfunde nur so purzeln, doch bei mir stellte sich das Gegenteil ein. Offenbar gehören die begeisterten Verfechter dieser Diät allesamt der Blutgruppe 0 an. Ich jedenfalls halte mich wieder an die Typ-A-Kost und erhebe mein Glas Sojamilch auf Dr. D'Adamo.«

Ein Wort zuvor

Liebe Leserin, lieber Leser,
Das Original-Blutgruppenkonzept – Tipps für die Blutgruppe A ist ein spezieller Ernährungsratgeber, der sich ausschließlich mit den Grundsätzen und Strategien der Blutgruppendiät befaßt. Neulinge können sich anhand dieses einfachen, leicht verständlichen Ratgebers mit den wichtigsten Regeln dieser Ernährungsweise vertraut machen. Und wer sich bereits an die Blutgruppendiät hält und sich mit der umfangreichen Reihe *4 Blutgruppen – Vier Strategien für ein gesundes Leben*, *4 Blutgruppen – Das Kochbuch für ein gesundes Leben* und *4 Blutgruppen – Richtig leben* beschäftigt hat, bekommt mit diesem Büchlein ein handliches Brevier, das in jede Tasche paßt.

Seit Einführung der Blutgruppendiät vor fünf Jahren erhielt ich Zehntausende von Dankesbriefen von Menschen aus aller Welt. Viele von denen, die mir schrieben, sind Vertreter des Typs A und verdanken ihren Erfolg im Kampf gegen chronische Gesundheitsprobleme, ernsthafte Erkrankungen oder ständiges Übergewicht einzig der Ernährung und Lebensweise in Übereinstimmung mit den genetischen Signalen ihrer Blutgruppe. Zunehmend mehr Forscher stützen die Überzeugung, daß individuelle Verschiedenartigkeit sehr wohl eine Rolle spielt, wenn es darum geht, strategische Entscheidungen in bezug auf Gesundheit und Lebensweise zu treffen.

Ich hoffe aufrichtig, daß Sie bald zu jenen Angehörigen der Blutgruppe A zählen werden, die sich mit Erfolg an diese Ernährungsweise halten. Und ich lade Sie dazu ein, allesamt dieselben Erfahrungen zu sammeln – nämlich ein neues Gefühl von Wohlbefinden und Gesundheit zu erleben, den untrüglichen Kennzeichen für die Bekömmlichkeit der Typ-A-Ernährung.

Ein wichtiger Hinweis

Der Inhalt dieses Büchleins wurde gestrafft und enthält nur die wichtigsten grundlegenden Informationen über die Blutgruppendiät. Um aus dieser Form der Ernährung optimalen therapeutischen Gewinn zu ziehen, ist es sehr ratsam, meine ausführlichen und wissenschaftlich fundierten Ratgeber zu lesen. In diesen drei Büchern –

- *4 Blutgruppen – Vier Strategien für ein gesundes Leben*,
- *4 Blutgruppen – Das Kochbuch für ein gesundes Leben*

und

- *4 Blutgruppen – Richtig leben*

– findet sich eine Fülle von Details zum Verständnis der überaus bedeutsamen Rolle, die Ihre Blutgruppe in bezug auf Ernährung und Sport, Gesundheit und Krankheit, Langlebigkeit, körperliche Vitalität und emotionale Stabilität spielt.

Dr. Peter J. D'Adamo

Einführung: Die Zusammenhänge zwischen Blutgruppe und Ernährung

Der Gedanke eines Zusammenhanges zwischen Blutgruppe und Ernährung ist für die meisten Menschen neu, bietet aber nicht selten eine Antwort auf die eine oder andere komplizierte Frage. Seit langem war uns bewußt, daß es in unserem Verständnis für die Vorgänge, die letztendlich zu Gesundheit oder Krankheit führen, ein fehlendes Verbindungsglied gibt. Es mußte einen Grund dafür geben, weshalb in Studien über die Zusammenhänge zwischen Ernährungsfragen und der Überwindung von Krankheiten so viele Widersprüche auftauchten. Mit der Untersuchung der Blutgruppen fand sich ein Weg zur Erhellung dieser Widersprüche.

Blutgruppen sind so elementar wie die Schöpfung selbst. In der meisterlichen Logik der Natur folgen die vier Blutgruppen vom Anbeginn der menschlichen Geschichte bis zum heutigen Tag einem ununterbrochenen Pfad. Sie sind der Fingerabdruck unserer ersten Vorfahren auf dem unzerstörbaren Pergament der Geschichte. Das Gen der Blutgruppe A entwickelte sich, als die Jäger und Sammler der Frühzeit begannen, sich in dauerhaften, agrarischen Gemeinschaften zusammenzuschließen und seßhaft zu werden. Es versetzte Ihre Vorfahren in die Lage, sich vorwiegend auf pflanzlicher Basis zu ernähren und am Leben zu erhalten. Erstaunlicherweise zeigt Ihr Immun- und Verdauungssystem noch heute, zu Beginn des 21. Jahrhunderts, eine Vorliebe für Nahrungsmittel, von denen sich schon Ihre Typ-A-Urahnen ernährt haben.

Die Blutgruppe ist der Schlüssel zum Immunsystem des Menschen und damit ausschlaggebender, bestimmender Faktor seines Gesundheitsprofils. Ihr individuelles Blutgruppenantigen fungiert gewissermaßen als Torwächter und erzeugt Antikörper zur Abwehr gefährlicher Angreifer. Trifft ein Antikörper auf das Antigen eines mikrobiellen Eindringlings, kommt es zu einer als Agglutination (wörtlich: Zusammenkleben) bezeichneten Reaktion: Der Antikörper heftet sich an das Antigen des Virus und macht es klebrig. Wenn Zellen, Viren, Parasiten und Bakterien agglutinieren, heißt dies, daß sie aneinander klebenbleiben und verklumpen und damit leichter zu beseitigen sind.

Doch mit dem Thema Agglutination hat es noch wesentlich mehr auf sich. Wissenschaftler stellten nämlich fest, daß viele Nahrungsmittel die Zellen bestimmter Blutgruppen verklumpen, andere hingegen nicht. Das heißt also, ein Nahrungsmittel, das die Zellen einer Blutgruppe schädigt, kann sich auf jene eines anderen Typs wohltuend auswirken.

Zwischen dem Blut des Menschen und den Nahrungsmitteln, die er zu sich nimmt, kommt es zu einer chemischen Reaktion, und diese Reaktion ist Teil unseres genetischen Erbes. Beteiligt daran sind die sogenannten Lektine – verschiedenartige, im Organismus in reichlichen Mengen vorkommende Eiweißverbindungen, die agglutinierende Eigenschaften besitzen und sich damit negativ auf das Blut auswirken. Dank dieser Eigenschaften ermöglichen es die Lektine unterschiedlichen natürlichen Organismen, sich aneinanderzuheften. Nicht selten sind die von Viren oder Bakterien eingesetzten Lektine blutgruppenspezifisch und damit für die betroffene Person besonders schädlich.

Verzehren Sie ein Nahrungsmittel, das Lektine enthält, die sich mit Ihrem Blutgruppenantigen nicht vertragen, attackieren diese Lektine ein Organ oder Körpersystem

(Nieren, Leber, Gehirn, Magen usw.) und beginnen, die Blutzellen in dieser Region zu agglutinieren. So kommt es beispielsweise zwischen dem Lektin der Limabohne und dem Typ-A-Antigen zu einer Kreuzreaktion, und dies bleibt nicht ohne Einfluß auf die Verdauungsenzyme und führt zu einer Beeinträchtigung der Insulinproduktion.

Die Typ-A-Diät bietet eine Möglichkeit, die natürlichen Schutzfunktionen des Immunsystems zu erneuern, den Stoffwechsel umzustellen und das Blut von gesundheitsschädlichen agglutinierenden Lektinen zu befreien. Je nach Schwere Ihrer gesundheitlichen Beeinträchtigung und der Konsequenz, mit der Sie sich an die Empfehlungen halten, können Sie aus dieser Form der Ernährung Nutzen ziehen.

Grundlagen der Typ-A-Diät

Menschen der Blutgruppe A bekommt eine vegetarische Ernährung besonders gut. Sie ist das Erbe Ihrer Vorfahren, die weniger kriegerisch, sondern schon vergleichsweise seßhaft waren und Landwirtschaft betrieben. Als durchschnittlichem Angehörigen der Blutgruppe A fällt es Ihnen vielleicht schwer, auf die übliche, sehr häufig aus Fleisch und Kartoffeln bestehende Kost zu verzichten und sich auf Sojaproteine, Getreideprodukte und Gemüse umzustellen. Und möglicherweise kommt es Sie auch hart an, übermäßig behandelte beziehungsweise veredelte Produkte von der Einkaufsliste zu streichen und hübsch verpackte, aber mit gesundheitsschädlichen Inhaltsstoffen belastete Fertigprodukte von Ihrem Speiseplan zu verbannen.

Für den empfindlichen A-Typ ist es jedoch besonders wichtig, sich an möglichst naturbelassene Nahrungsmittel zu halten, das heißt sie sollten frisch sein und frei von Zusatzstoffen und aus kontrolliert biologischem Anbau stammen. Durch konsequentes Einhalten der Typ-A-Diät können Sie Ihr Immunsystem stärken und damit das Risiko lebensbedrohlicher Erkrankungen möglicherweise mindern. Ein positiver Aspekt Ihrer genetischen Herkunft ist die Fähigkeit Ihres Organismus, das Beste von dem, was die Natur zu bieten hat, zu verwerten. Nehmen Sie die Herausforderung an und lernen Sie wieder, Ihrer naturgegebenen Veranlagung gemäß zu leben.

Die Typ-A-Diät wirkt sich deshalb positiv auf Ihren Organismus aus, weil sie in ihrer logischen, wissenschaftlich fundierten Zusammenstellung auf den Merkmalen und Eigenschaften der Körperzellen aufbaut. Sie umfaßt 14 Nahrungsmittelgruppen:

Fleisch und Geflügel
Fisch und Meeresfrüchte
Milchprodukte und Eier
Öle und Fette
Nüsse und Samenkerne
Bohnen und Hülsenfrüchte
Getreide, Brot (Gebäck) und Teigwaren
Gemüse
Obst
Säfte und Flüssigkeiten
Kräuter, Gewürze und Verdickungsmittel
Würzmittel und Eingemachtes
Kräutertees
Diverse Getränke

Jede dieser Nahrungsmittelgruppen ist in die drei Kategorien »sehr bekömmlich« , »neutral« und »zu vermeiden« unterteilt, die Sie sich am besten folgendermaßen einprägen:

- sehr bekömmlich: Nahrungsmittel, die im Organismus wie Arznei wirken
- neutral: Nahrungsmittel im Sinne von »Essen« ohne spezifische arzneiliche oder toxische Effekte auf den Organismus
- zu vermeiden: Nahrungsmittel, die im Organismus wie Gift wirken

Angesichts der breitgefächerten Palette an Nahrungsmitteln brauchen Sie sich wegen eventueller Einschränkungen keine Gedanken zu machen. Geben Sie – soweit möglich – der Kategorie »sehr bekömmlich« den Vorzug gegenüber der Gruppe »neutral« , aber verzehren Sie getrost auch die für Sie verträglichen neutralen Nahrungsmittel; sie fügen Ihnen keinen Schaden zu und enthalten vielerlei für eine ausgewogene Ernährung notwendige Nährstoffe.

Zu Beginn jeder Nahrungsmittelkategorie findet sich eine kleine Tabelle, aus der Sie die Größe der Einzelportionen und die empfohlene Anzahl pro Woche oder Tag ersehen können und die in etwa so aussieht:

Blutgruppe A

Nahrungsmittel	Einzelportion	pro Woche
Fisch und Meeresfrüchte	120–180 g	3–5

Die Angaben für Größe und Anzahl der einzelnen Portionen sind kein »Muß« , sondern Empfehlungen für einen optimalen Diätplan. In jedem Fall sollten Sie versuchen, diese Vorschläge Ihren individuellen Bedürfnissen anzugleichen.

Übersichten zu den Nahrungsmittelgruppen

1 Fleisch und Geflügel

Blutgruppe A

Nahrungsmittel	Einzelportion	pro Woche
Mageres, rotes Fleisch	120–180 g (Männer)	0–1
Geflügel	60–150 g (Frauen/Kinder)	0–3

Um von Ihrer Ernährung gesundheitlich optimal zu profitieren, sollten Sie Fleisch und Fleischwaren allesamt von ihrem Speisezettel streichen. Beginnen Sie damit, indem Sie Fleisch mehrmals wöchentlich durch Fisch ersetzen. Essen Sie dennoch Fleisch, sollten Sie statt rotem Fleisch besser Geflügel nehmen und es grillen oder im Ofen backen. Verzichten Sie auf industriell hergestellte Fleischwaren wie Schinken, Würstchen oder Aufschnitt. Diese Produkte enthalten Nitrate, die bei Menschen mit niedrigem Magensäurespiegel – und dazu zählt der A-Typ – die Entstehung von Magenkrebs begünstigen können.

sehr bekömmlich	
Keine	

neutral	
Huhn/Hähnchen Perlhuhn Pute (Truthahn)	Strauß Täubchen Waldhuhn

zu vermeiden	
Büffel Ente Fasan Gans Hammel Innereien (Herz, Bries) Kalb Kalbsleber Kaninchen	Lamm Pferd Rebhuhn Rind Schinken Schwein Speck Wachtel Wild Ziege

Eigene Notizen

Blutgruppe A

Nahrungsmittel	Einzelportion	pro Woche
Alle Sorten	120–180 g	1–3

Als Angehöriger der Blutgruppe A dürfen Sie zwei- bis dreimal pro Woche eine kleine Portion Fisch essen. Meiden Sie aber hellfleischige Fischsorten wie Seezunge oder Flunder; sie enthalten ein Lektin, das den Verdauungstrakt reizen kann. Frauen der Blutgruppe A mit Brustkrebs in der Familienanamnese sollten unbedingt hin und wieder Weinbergschnecke (*Helix pomatia*) auf den Speisezettel setzen. Sie enthält ein hochwirksames Lektin, das sich beim A-Typ im Falle von zwei der am häufigsten vorkommenden Formen von Brustkrebs an die entarteten Zellen bindet und sie verklebt. In diesem Falle handelt es sich um eine positive Variante der Agglutination, denn dieses Lektin beseitigt die kranken Zellen.

sehr bekömmlich	
Barramunda Flußbarsch Hechtbarsch Kabeljau Karpfen Lachs Lachsforelle Makrelen	Pollack (heller Seelachs) Regenbogenforelle Roter Schnapper Sardinen Seeteufel Weinbergschnecken Weißfisch Wittling

neutral	
Bachforelle Buntbarsch Butterfisch Delphin Fächerfisch (Seglerfisch) Gelbschwanz Haifisch Hecht Katzenwels Knurrhahn Lumb Maräne Meeräsche Meerbrasse Merlan	Mondfisch Muskalunge (Hechtart) Papageifisch Pazifischer Pompano Rot-/Goldbarsch Sauger Schnappbarsch Schwertfisch Seebarsch Seeohr Stint Stör Thunfisch Umber-/Adlerfisch Weißbarsch Wolfsbarsch

zu vermeiden	
Aal Alse (Maifisch) Anchovis (Sardellen) Austern Barrakuda (Pfeilhecht) Blaufisch Erntefisch Flunder Flußkrebse Froschschenkel Garnelen Heilbutt Hering (frisch und mariniert) Hummer Jakobsmuscheln (Kammuscheln) Kalmar (Tintenfisch)	Katzenfisch (Wels) Kaviar Krabben Krake Meerschnecken Miesmuscheln Mollusken Räucherlachs Schellfisch Seehecht (Hechtdorsch) Seezunge Sonnenfisch Streifenbarsch Venusmuscheln Weißstör Zackenbarsch Ziegelfisch Zungenbutt

Eigene Notizen

3 Milchprodukte und Eier

Blutgruppe A

Nahrungsmittel	Einzelportion	pro Woche
Eier	1 Stück	1–3
Käse	60 g	1–3
Joghurt	120–180 g	1–3
Milch	125–200 ml	1–3

Menschen der Blutgruppe A können fermentierte Milchprodukte in kleineren Mengen vertragen, sollten aber Vollmilchprodukte meiden und auch den Eierkonsum auf ein gelegentliches Ei aus Freilandhaltung beschränken.

Halten Sie sich an Joghurt, Kefir, fettarmen Sauerrahm und durch Bakterien gesäuerte Milchprodukte. Ziegenrohmilch ist ein ausgezeichneter Ersatz für Vollmilch.

Leiden Sie als A-Typ unter Allergien oder Atemwegsbeschwerden, sollten Sie sich vor Augen halten, daß Milchprodukte die Schleimproduktion merklich steigern, und Angehörige der Blutgruppe A produzieren ohnehin mehr Schleim als ihre Mitmenschen der übrigen Blutgruppen. Eine Überproduktion von Schleim aber führt unweigerlich zu allergischen Reaktionen, Infektionen und Atemwegsproblemen – ein gewichtiges Argument also, sich bei Milchprodukten zurückzuhalten.

sehr bekömmlich	
Keine	

neutral	
Enteneier Farmerkäse Feta (Schafskäse) Gänseeier Ghee (geklärte Butter) Hühnereier Joghurt Kefir	Mozzarella Paneer (indischer Frischkäse) Ricotta Sauerrahm (10 %) Wachteleier Ziegenkäse Ziegenmilch

zu vermeiden	
Blauschimmelkäse	Gruyère
Brie	Hüttenkäse
Butter	Jarlsberg
Buttermilch	Kuhmilch
Camembert	Molke
Cheddar	Monterey Jack
Colby	Münster
Edamer	Neufchâtel
Eiscreme	Parmesan
Emmentaler	Provolone
Frischkäse	Schmelzkäse
Gouda	

Eigene Notizen

4 Öle und Fette

Blutgruppe A

Nahrungsmittel	Einzelportion	pro Woche
Öle	1 EL	5–8

Als A-Typ brauchen Sie zur Bewahrung von Wohlbefinden und Leistungsfähigkeit nur sehr wenig Fett, aber ein Eßlöffel Olivenöl auf Ihrem Salat oder dem gedünsteten Gemüse wirkt sich förderlich auf Verdauung und Stuhlgang aus. Das an einfach ungesättigten Fettsäuren reiche Olivenöl übt zudem einen positiven Einfluß auf das Herz aus und kann sogar den Cholesterinspiegel senken.

sehr bekömmlich	
Leinsamenöl Olivenöl	Schwarzes Johannisbeeröl Walnußöl

neutral	
Borretschsamenöl Distelöl Dorschleberöl (Lebertran) Mandelöl Nachtkerzenöl	Rapsöl Sesamöl Sojaöl Sonnenblumenöl Weizenkeimöl

zu vermeiden	
Baumwollsaatöl Erdnußöl Kokosöl	Maiskeimöl Rizinusöl (Kastoröl)

Eigene Notizen

5 Nüsse und Samenkerne

Blutgruppe A

Nahrungsmittel	Einzelportion	pro Woche
Nüsse und Samenkerne	eine kleine Handvoll	4–7
Nußbutter	1–2 EL	

Menschen der Blutgruppe A nehmen nur sehr wenig tierisches Eiweiß zu sich, deshalb stellen Nüsse und Samenkerne eine wichtige Proteinquelle in ihrer Ernährung dar. Essen Sie häufig Erdnüsse, die ein der Krebsbildung entgegenwirkendes Lektin enthalten, und zwar samt Häutchen (aber ohne Schale). Falls Ihnen die Gallenblase zu schaffen macht, tun Sie besser daran, sich mit kleinen Mengen Nußbutter zu begnügen und auf ganze Nüsse zu verzichten.

sehr bekömmlich	
Erdnußbutter	Leinsamen
Erdnüsse	Walnüsse
Kürbiskerne	

neutral	
Bucheckern Butternüsse Eßkastanien Färberdistelsamen Haselnüsse Hickory (nordamerik. Walnuß) Macadamianüsse Mandelmus	Mandeln Mohnsamen Pekannüsse Pinienkerne Sesampaste (Tahini) Sesamsamen Sonnenblumenkerne Sonnenblumenmus

zu vermeiden	
Cashewnüsse Paranüsse	Pistazien

Eigene Notizen

6 Bohnen und Hülsenfrüchte

Blutgruppe A

Nahrungsmittel	Einzelportion	pro Woche
Bohnen und Hülsenfrüchte (Trockengewicht)	160 g	5–7

Als A-Typ bekommt Ihnen das in Bohnen und Hülsenfrüchten enthaltene Pflanzeneiweiß ausgesprochen gut. Viele Sorten sind besonders ergiebige Lieferanten dieses Proteins. Seien Sie aber auf der Hut, weil Ihnen nicht alle Bohnen und Hülsenfrüchte zuträglich sind. Kidney-, Lima- und Perlbohnen sowie Kichererbsen beispielsweise enthalten ein Lektin, das die Insulinproduktion herabsetzen kann – eine Störung, die bei Fettleibigkeit und Diabetes eine gewichtige Rolle spielt.

Besonders zu empfehlen als wichtige Bestandteile der Typ-A-Diät sind Sojabohnen und die daraus hergestellten Produkte wie Tofu, Tempeh, Sojamilch und -käse. Sie sind im Reformhaus und Naturkostladen erhältlich und mittlerweile auch in vielen Supermärkten zu finden.

sehr bekömmlich	
Adzukibohnen Augenbohnen Dicke Bohnen Gartenbohnen Miso (Sojapaste) Pintobohnen Schwarze Bohnen	Sojabohnen Sojakäse Sojamilch Tempeh (fermentierte Soja) Tofu (Sojakäse)

neutral	
Cannellinibohnen Grüne Erbsen Mungbohnen/ -sprossen	Puff-/Saubohnen Weiße Bohnen Zuckerschoten

zu vermeiden	
Kichererbsen Kidneybohnen Limabohnen	Perlbohnen Rote Bohnen

Eigene Notizen

7 Getreide, Brot (Gebäck) und Teigwaren

Blutgruppe A

Nahrungsmittel	Einzelportion	pro Woche
Getreide und Teigwaren	80 g	
Brot	zwei Scheiben	7–9
Gebäck	ein Muffin	

Im allgemeinen kommen Sie mit Getreideflocken gut zurecht, solange Sie anstelle von veredelten Getreideprodukten Müslis aus Vollkorngetreide essen. Meiden Sie auch Fertigmahlzeiten wie beispielsweise Nudel-Saucen-Gerichte oder abgepackte Reis-Gemüse-Mischungen und nutzen Sie statt dessen die gesundheitlichen Vorzüge von Vollkornprodukten.

Machen Ihnen eine mit ausgeprägter Schleimbildung einhergehende Erkrankung, Asthma oder häufige Infektionen zu schaffen, sollten Sie Ihren Weizenkonsum einschränken, weil dieses Getreide die Schleimproduktion begünstigt. Sie müssen einfach ausprobieren, wieviel Weizen Sie vertragen. Gegen Brot und Gebäck ist in der Regel nichts einzuwenden, solange Sie sich in puncto Weizen an die zuvor erwähnten Einschränkungen halten.

Soja- und Reismehl bieten sich als gute Alternativen an. Menschen der Blutgruppe A können wirklich aus einer Vielfalt schmackhafter Getreidesorten und Teigwaren auswählen. Sie liefern reichlich pflanzliches Protein und damit eine Vielzahl von Nährstoffen, die in einer an tierischem Eiweiß armen Kost fehlen.

sehr bekömmlich	
Amaranth Buchweizen Essener Brot Haferbrot (100% Vollkornhafer) Hafermehl Reismehl	Reiswaffeln Roggenmehl Sobanudeln (Buchweizen) Topinamburpasta

neutral	
Basmatireis Cornflakes Couscous Dinkelmehlprodukte Gerste Glutenhaltige Weizenprodukte Glutenhaltiges Mehl Haferkleie Haferschrot Hartweizenprodukte Hirse Kamut (ägypt. Weizen) Knäckebrot Mais Maisgrütze Maismehlmuffins Maisschrot Naturreis	Puffmais (Popcorn) Puffreis Quinoa Reisflocken Reiskleie Roggenbrot Sorghumhirse (Mohrenhirse/Durra) Tapioka (Maniokstärke) Vollreisbrot (Naturreis) Weißer (polierter) Reis Weizenauszugsmehlprodukte Weizenkeimbrot Weizenvollkornprodukte

zu vermeiden	
Matzen (aus Weizenmehl) Weizenflocken	Weizenkeime Weizenkleie Weizenschrot

Eigene Notizen

8 Gemüse

Blutgruppe A

Nahrungsmittel	Einzelportion	pro Tag
Gegart	100 g	nach Belieben
Roh	100 g	nach Belieben

Gemüse ist ein wesentlicher Bestandteil der Typ-A-Diät und versorgt die Angehörigen dieser Blutgruppe mit Mineralstoffen, Enzymen und Antioxidantien. Essen Sie Ihr Gemüse in möglichst naturbelassenem Zustand (nach Belieben roh oder gedünstet), damit keine Nährstoffe verlorengehen.

Von einigen Ausnahmen abgesehen sind die meisten Gemüsesorten für den A-Typ gut verträglich. Paprikaschoten und die Schimmelstoffe fermentierter Oliven jedoch reizen seinen sensiblen Magen. Überdies reagieren Vertreter der Blutgruppe A sehr empfindlich auf die Lektine in heimischen Kartoffeln, Süßkartoffeln, Yamswurzeln und Weißkohl. Meiden Sie auch Tomaten, deren Lektine einen negativen Einfluß auf Ihren Verdauungstrakt ausüben.

Sehr empfehlenswert aufgrund seiner antioxidativen Eigenschaften ist Brokkoli. Antioxidantien stärken das Immunsystem und beugen einer anomalen Zellteilung vor.

Zu den anderen, dem A-Typ sehr zuträglichen Gemüsesorten zählen Möhren, Rübenstiele, Grünkohl, Gartenkürbis und Spinat. Und auch Zwiebeln wirken sich günstig auf die Stärkung des Immunsystem aus, da sie die antioxidative Substanz Quercetin enthalten.

Maitakepilze stehen als hochwirksames Stärkungsmittel für das Immunsystem in Japan hoch im Kurs. Neueren wissenschaftlichen Erkenntnissen zufolge besitzen sie antikarzinogene (der Krebsbildung entgegenwirkende) Eigenschaften.

sehr bekömmlich	
Alfalfasprossen	Mangold
Aloe	Meerrettich
Artischocken	Möhren
Brokkoli	Okra (Gumbofrucht)
Chicorée	Pastinaken
Eskarol (Winterendivie)	Porree (Lauch)
Fenchel	Romanasalat
Gartenkürbis	Rübengrün
Grünkohl	Rübenstiele
Knoblauch	Spinat
Kohlrabi	Staudensellerie
Löwenzahn	Weiße Rüben
Maitakepilze	Zwiebeln

neutral	
Abalonepilze Algen Austernpilze Avokados Bambussprossen Blumenkohl Brunnenkresse Champignons Daikon (japan. Rettich) Eisbergsalat Endivie Enokipilze Frühlingszwiebeln Gurken Knollensellerie Kohlrüben (gelbe) Kombualgen Kopfsalat Kürbis (alle Sorten außer Gartenkürbis)	Mais Mungbohnensprossen Oliven (grüne) Pak-Choi Poi (Brei aus vergorener Tarowurzel) Radicchio Radieschen Rettich/-sprossen Rosenkohl Rote Rüben Rucola Schalotten Schwarzwurzeln Senfkohlblätter Spargel Taro (Wasserbrotwurzel) Wasserkastanien Zucchini

zu vermeiden	
Auberginen Kartoffeln Oliven (schwarze) Paprikaschoten Sauerkraut Shiitakepilze	Süßkartoffeln (Bataten) Tomaten Weißkohl Yamswurzel Yucca (Palmlilie)

Eigene Notizen

9 Obst

Blutgruppe A

Nahrungsmittel	Einzelportion	pro Tag
Empfohlene Sorten	90 – 150 g bzw. eine Frucht	3 – 4

Als Angehöriger der Blutgruppe A sollten Sie mindestens dreimal täglich Obst essen. Die meisten Früchte sind erlaubt. Legen Sie dabei besonderes Gewicht auf basisch reagierende Früchte wie beispielsweise Beeren und Melonen, die dazu beitragen, die durch den Verzehr von Getreide entstehende Säurebildung auszugleichen.

Tropische Früchte wie Mango und Papaya sind Menschen der Blutgruppe A nicht zuträglich. Orangen sollten Sie gleichfalls meiden; sie reizen die Magenschleimhaut des A-Typs und beeinträchtigen zudem die Resorption wichtiger Mineralstoffe. Grapefruit, mit der Orange eng verwandt, enthält gleichfalls Säure, reagiert aber nach dem Verdauen basisch und wirkt sich auf die Verdauung förderlich aus. Ausgezeichnet für das Verdauungssystem des A-Typs sind auch Ananas. Dasselbe gilt für Zitronen; sie sorgen zudem für den Abtransport von Schleim aus dem Organismus.

Vitamin C ist ein wichtiges Antioxidans, insbesondere zur Vorbeugung gegen Magenkrebs, deshalb sollten Sie viel Vitamin-C-reiches Obst essen, wie beispielsweise

Grapefruit oder Kiwi. Das Bananenlektin beeinträchtigt die Verdauung des Typs A. Ratsam ist es deshalb, Bananen durch andere kaliumreiche Früchte wie Aprikosen, Feigen und bestimmte Melonensorten zu ersetzen.

Soweit nichts anderes angemerkt ist, gilt die Zuordnung der einzelnen Obstsorten zu den drei Nahrungsmittelkategorien auch für den Saft der jeweiligen Sorte.

sehr bekömmlich	
Ananas	Feigen (frisch/getrocknet)
Aprikosen	Grapefruits
Blaubeeren	Kirschen
Boysenbeeren	Limetten
Brombeeren	Pflaumen/Zwetschgen
Dörrpflaumen	Zitronen

neutral

Äpfel
Birnen
Brotfrucht
Datteln
Dewberries (amerik. Brombeersorte)
Erdbeeren
Galia-Melonen
Granatäpfel
Guaven
Himbeeren
Holunderbeeren
Johannisbeeren (rot/schwarz)
Kaktusfeigen
Kantalupmelonen
Kiwis
Kumquats
Loganbeeren
Nektarinen
Netzmelonen
Persimonen (Kakis/ Dattelpflaumen)
Pfirsiche
Preiselbeeren
Quitten
Rosinen
Stachelbeeren
Sternfrucht (Karambola)
Wassermelonen
Weintrauben
Wintermelonen
Youngberries (Brombeer-Himbeer-Kreuzung)

zu vermeiden

Bananen
Honigmelonen
Kochbananen
Kokosnüsse
Mandarinen
Mangos
Orangen
Papayas
Rhabarber

Eigene Notizen

Blutgruppe A

Nahrungsmittel	Einzelportion	pro Tag
Saft von empfohlenen Sorten	250 ml	2–3
Wasser mit Zitrone	250 ml	morgens
Wasser	250 ml	4 und mehr

Angehörige der Blutgruppe A sollten den Tag mit einem kleinen Glas warmem Wasser beginnen, dem der Saft einer halben Zitrone zugesetzt ist. Dieses Getränk sorgt für den Abtransport von Schleim, der sich über Nacht angesammelt hat, und regt den Stuhlgang an.

Halten Sie sich beim Zubereiten oder Kaufen von Säften an die in den Kapiteln 8 und 9 empfohlenen Gemüse- und Obstsorten. Anstelle zuckerreicher Säfte, die die Säurebildung begünstigen, sollten Sie besser basisch reagierende Fruchtsäfte trinken wie beispielsweise mit Wasser verdünntes Kirschsaftkonzentrat (von Schwarzkirschen).

Eigene Notizen

11 Kräuter, Gewürze und Verdickungsmittel

Menschen der Blutgruppe A sollten in Gewürzen mehr als nur Geschmacksverstärker sehen. Mit Hilfe einer wohldurchdachten Kombination von Gewürzen läßt sich das Immunsystem nachhaltig stärken. So sind beispielsweise aus Sojabohnen hergestellte Würzmittel wie Tamari (dunkle Sojasauce), Miso (Sojabohnenpaste) und Sojasauce für den A-Typ ausgesprochen gesund. Und zur Vorbeugung gegen eine überhöhte Natriumzufuhr können Sie auf salzarme Varianten zurückgreifen.

Essen Sie reichlich Knoblauch. Er gilt als natürliches Antibiotikum, stärkt das Immunsystem und übt einen wohltuenden Einfluß auf das Blut aus. Knoblauch tut allen Blutgruppen tut, doch am meisten profitieren Sie als A-Typ davon. Ihr Immunsystem ist nämlich gegen eine Reihe von Erkrankungen anfällig, deren Entwicklung Knoblauch entgegenwirken kann.

Melasse enthält reichlich Eisen – ein Spurenelement, das in der Typ-A-Diät weitgehend fehlt. Und eine ausgezeichnete Quelle für Jod und vielerlei andere Mineralstoffe sind Kombualgen. Essig sollten Sie aufgrund seines Säuregehaltes meiden. Zucker und Schokolade hingegen sind erlaubt, aber nur in sehr geringen Mengen. Verwenden Sie sie so sparsam wie Würzmittel.

sehr bekömmlich	
Gerstenmalz Ingwer Knoblauch Kurkuma Meerrettich Melasse	Miso (Sojapaste) Petersilie Sojasauce Tamari (dunkle Sojasauce)

neutral

Agar-Agar	Mandelessenz
Ahornsirup	Meersalz
Anis	Muskatnuß/-blüte
Apfelpektin	Naturreissirup
Backhefe	Oregano
Basilikum	Paprika
Bergamottöl	Pfefferminze
Bierhefe	Pfeilwurzmehl
Bohnenkraut	Piment (Nelkenpfeffer)
Carob	Reissirup
Curry	Rosmarin
Dill	Rotalge
Estragon	Safran
Fruchtzucker	Salbei
Gewürznelken	Schnittlauch
Grüne Minze	Schokolade
Guarana	Senfpulver
Honig	Süßholzwurzel
Kardamom	Tamarinde
Kerbel	Tapioka
Koriander	Thymian
Korianderblätter (frisch)	Traubenzucker
Kreuzkümmel	Vanilleextrakt
Kümmel	Wacholderbeeren
Lorbeerblatt	Weinstein
Maissirup	Zimt
Maisstärke	Zucker (weiß und braun)
Majoran	

zu vermeiden	
Aspartam Blaugrüne Algen (Blaualgen) Chilipulver Chilis (rot) Essig (alle Sorten) Gelatine Gummi arabicum Kapern Karrageen (Perl-/Knorpeltang)	Natrium-L-Glutamat (Geschmacks-verstärker) Pfeffer (schwarz/weiß) Pfefferkörner Wintergrün Zuckerrohrsaft

Eigene Notizen

Gegen einen Löffel Konfitüre oder fettarmes, ohne Essig zubereitetes Salatdressing ist nichts einzuwenden. Sauerkonserven sollten Sie gänzlich meiden. Derlei Produkte wurden bei Personen mit niedrigem Magensäurespiegel mit der Entstehung von Krebs in Zusammenhang gebracht. Verbannen Sie auch Tomatenketchup von Ihrem Speisezettel, weil Ihnen als A-Typ weder Tomaten noch Essig zuträglich sind.

sehr bekömmlich	
Senf (selbst zubereitet; weizenfrei und ohne Essig)	

neutral	
Gelee und Konfitüre aus bekömmlichen Früchten	Salatdressings (fettarm, aus bekömmlichen Zutaten)

zu vermeiden	
Mayonnaise Mixed Pickles Relish	Tomatenketchup Worcestershiresauce

Eigene Notizen

13 Kräutertees

Angehörige der Blutgruppe A profitieren von Kräutern bzw. Kräutertees, die ihr Immunsystem auf Touren bringen und das Herz-Kreislauf-System günstig beeinflussen. Weißdorn beispielsweise unterstützt das Herz-Kreislauf-System; Aloe, Alfalfa, Große Klette und Sonnenhut (Echinacea) stärken die Immunabwehr, und grüner Tee besitzt ausgeprägte antioxidative Eigenschaften. Rotulmenrinde wiederum und Ingwer steigern die Absonderung von Magensäure.

Ein paar Tropfen Enzianextrakt (Gentiana lutea) – in einem Glas warmen Wassers eine halbe Stunde vor einer Mahlzeit getrunken – regt die Verdauung an. Und Beruhigungsmittel auf Kräuterbasis wie beispielsweise Kamillenblüten oder Baldrianwurzel begünstigen den Abbau von Streß.

sehr bekömmlich	
Alfalfa Aloe Baldrian Bockshornklee (Griechisch Heu) Enzian Ginkgo biloba (Fächer(-blatt-)baum) Ginseng (sibirischer) Große Klette Hagebutte Heiliges Basilienkraut	Ingwer Johanniskraut Kamille Kanadisches Berufkraut Lärchengummi (Arabinogalactan) Löwenzahn Mariendistel Rotulmenrinde Sonnenhut (Echinacea) Weißdorn

neutral	
Dong quai (Dang gui; chines. Engelwurz)	Lindenblüten
Eisenkraut	Maulbeere
Erdbeerblätter	Pfefferminze
Gelbwurz (nur gurgeln oder lokal anwenden)	Salbei
Grüne Minze	Sarsaparille
Helmkraut	Schafgarbe
Himbeerblätter	Sennesblätter
Hirtentäschel	Süßholzwurzel
Holunder	Thymian
Hopfen	Vogelmiere
Huflattich	Weißbirke
Königskerze	Weißeichenrinde
	Weißer Andorn

zu vermeiden	
Beinwell	Katzenminze
Chaparral (kalif. immergrüner Busch)	Krauser Ampfer
Chilis (rot)	Maisgriffel
Fenchelholzbaum (Sassafras)	Rhabarber
	Rotklee

Eigene Notizen

14 Diverse Getränke

Rotwein wirkt sich günstig auf das Herz-Kreislauf-System aus und ist Ihnen zuträglich. Man nimmt an, daß der tägliche Genuß von einem Glas Rotwein – nicht mehr! – das Risiko für Herzerkrankungen bei Männern und Frauen gleichermaßen herabsetzt. Kaffee – in bescheidenen Mengen getrunken – kann für Menschen der Blutgruppe A insofern empfehlenswert sein, als er die Magensäurebildung steigert und zudem dieselben Enzyme enthält wie Sojabohnen.

Am meisten profitieren Sie, wenn Sie Kaffee und Tee abwechselnd trinken. Alle übrigen Getränke sollten Sie meiden und statt dessen reines Wasser trinken.

sehr bekömmlich	
Bohnenkaffee (mit und ohne Koffein)	Grüner Tee Rotwein

neutral	
Weißwein	

zu vermeiden	
Bier Limonade (alle Sorten) Mineralwasser	Schwarzer Tee (mit und ohne Thein) Spirituosen

Eigene Notizen

Empfehlungen zur Nährstoffergänzung

Zusätzlich zu den Nahrungsmittelgruppen finden Sie auf den folgenden Seiten Empfehlungen für die Ergänzung Ihrer Typ-A-Kost durch Vitamine, Mineralstoffe und Kräuter. Und genauso wie bei den Nahrungsmitteln zeitigen auch Nährstoffergänzungen nicht bei allen Blutgruppen dieselbe Wirkung. Jedes Vitamin-, Mineralstoff- und Kräuterpräparat spielt in Ihrem Organismus eine spezifische Rolle. Das Wunderheilmittel, von dem Ihr Freund oder Ihre Freundin der Blutgruppe B schwärmt, kann für Sie ohne Wirkung bleiben oder Ihnen gar Schaden zufügen.

Im Rahmen der Nährstoffergänzung sollten Sie Ihr Augenmerk also in erster Linie auf folgende Ziele richten:

- Stärkung des Immunsystems
- Versorgung mit Antioxidantien zur Abwehr von Krebserkrankungen
- Vorbeugung gegen Infektionen
- Verbesserung der Herz-Kreislauf-Funktion

Empfehlenswert

Vitamin B

Achten Sie auf einen möglichen Vitamin-B_{12}-Mangel. Begleiterscheinung der Typ-A-Diät ist eine gewisse Unterversorgung mit diesem zumeist in tierischem Eiweiß vorkommenden Vitamin, und zudem tut sich der Organismus von Personen der Blutgruppe A mit der B_{12}-Resorption schwer, weil im Magen nicht genügend Intrinsic-Faktor gebildet wird. (Der Intrinsic-Faktor ist eine von der Magenschleimhaut produzierte Substanz, die die B_{12}-Resorption ins Blut unterstützt.)

Bei älteren Menschen kann ein Vitamin-B_{12}-Mangel zu Altersdemenz und anderen neurologischen Störungen führen. Die meisten übrigen Vitamine des Vitamin-B-Komplexes finden sich in der Typ-A-Diät in ausreichender Menge. Leiden Sie jedoch an einer Anämie, könnte eine gewisse Zusatzversorgung mit Folsäure erforderlich sein. Niacin (Nikotinsäure) besitzt cholesterinsenkende Eigenschaften, deshalb sollten Sie, falls Sie mit dem Herzen Probleme haben, Ihren Arzt um ein niedrig dosiertes Niacinpräparat bitten.

Die besten Vitamin-B-Lieferanten für Blutgruppe A:

Vollkorngetreide (Niacin), Sojasauce (B_{12}), Miso (B_{12}), Tempeh (B_{12}), Fisch, Eier

Vitamin C

Menschen der Blutgruppe A, bei denen aufgrund niedriger Magensäurespiegel Magenkrebs häufiger zu beobachten ist, können von der zusätzlichen Aufnahme von Vitamin C profitieren. So könnte beispielsweise Nitrat, eine beim Pökeln und Räuchern von Fleisch entstehende chemische Verbindung, für den Typ A zum besonderen Problem werden, weil das kanzerogene (krebserregende) Potential dieser Substanz bei Personen mit niedrigem Magensäurespiegel größer ist.

Von Vitamin C weiß man, daß es als Antioxidans diese Reaktion blockieren kann. (Dennoch sollten Sie geräucherte und gepökelte Lebensmittel meiden.) Das heißt aber nun keineswegs, daß Sie Unmengen von Vitamin C nehmen sollen. Nach meinen Beobachtungen kommen Angehörige der Blutgruppe A mit hohen Einzeldosen von Vitamin C (1000 mg und mehr) nicht gut zurecht, weil diese Magenverstimmungen hervorrufen können. Zwei bis vier Kapseln über den Tag verteilt zu jeweils 250 mg Vitamin C – vorzugsweise aus Hagebutten gewonnen – dürften keine Verdauungsprobleme hervorrufen.

Die besten Vitamin-C-Lieferanten für Blutgruppe A:

Beeren, Grapefruit, Ananas, Kirschen, Zitronen, Brokkoli

Vitamin E

Manches deutet darauf hin, daß Vitamin E einen gewissen Schutz gegen Krebs und Herzkrankheiten bietet – zwei Erkrankungen, für die Menschen der Blutgruppe A anfällig sind. Vielleicht wäre die tägliche Einnahme eines Zusatzpräparates ratsam – allerdings nicht mehr als 400 I. E. (Internationale Einheiten).

Die besten Vitamin-E-Lieferanten für Blutgruppe A:

Pflanzenöl, Vollkorngetreide, Weizenkeime, Erdnüsse, grüne Blattgemüse

Calcium

Für Angehörige der Blutgruppe A empfiehlt es sich, vom mittleren Lebensalter an zusätzlich etwas Calcium (300 – 600 mg) zu nehmen. Calciumcarbonat, das sich in vielen Antazida (Mittel gegen Übersäuerung des Magens) findet, ist die chemisch einfachste und außerdem gängigste Form von Calcium. Meiner Erfahrung nach ist es jedoch gleichzeitig auch das am wengisten empfehlenswerte Calciumpräparat, weil es zur Resorption in den Organismus besonders viel Magensäure erfordert. Im allgemeinen verträgt der A-Typ Calciumgluconat ohne

Probleme, kommt mit Calciumcitrat gut und mit Calciumlactat am besten zurecht.

Die besten Calciumlieferanten für Blutgruppe A:

Joghurt und andere mit Bakterienkulturen hergestellte Milchprodukte, Sojamilch, Eier, Ziegenmilch, Lachs (aus der Dose), Sardinen, Brokkoli, Spinat

Eisen

Naturgemäß ist die blutgruppenspezifische Kost von Typ A arm an Eisen, das besonders reichlich in rotem Fleisch vorkommt. Frauen dieser Blutgruppe, allen voran jene mit starken Regelblutungen, tun gut daran, ihren Eisenhaushalt ganz besonders sorgsam im Auge zu behalten. Ein eventuell benötigtes Eisenpräparat sollten Sie unter Aufsicht Ihres Arztes einnehmen; er sorgt dann auch für die Überwachung der Eisenkonzentration im Blut.

Im allgemeinen ist es ratsam, Eisenpräparate in möglichst niedriger Dosierung und nicht über einen längeren Zeitraum einzunehmen. Eisenzusatzpräparate wie Eisensulfat, das den Magen reizen kann, sollten Sie meiden und statt dessen weniger aggressive Produkte, beispielsweise Eisencitrat oder Melasse, nehmen. In Reformhäusern bekommen Sie flüssige Eisen- und Kräuterpräparate, die vom Organismus des A-Typs mühelos resorbiert werden können.

Die besten Eisenlieferanten für Blutgruppe A:

Vollkorngetreide, Bohnen, Feigen, Melasse

Zink (mit Vorsicht)

Nach meinen Beobachtungen trägt eine kleine Zusatzdosis Zink (maximal 3 mg/Tag) bei Kindern oftmals nachhaltig zur Vorbeugung gegen Infektionen bei, insbesondere gegen Ohrenentzündungen. Die zusätzliche Zufuhr von Zink ist allerdings ein zweischneidiges Schwert. Durch die regelmäßige Einnahme in geringer Dosierung läßt sich die Immunkraft stärken, höhere Gaben über einen längeren Zeitraum hingegen können die Immunabwehr schwächen und die Resorption anderer Mineralstoffe beeinträchtigen. Bei Zink ist also Vorsicht geboten! Ohne vorherige Befragung Ihres Arztes sollten Sie dieses Spurenelement nicht nehmen.

Die besten Zink–Lieferanten für Blutgruppe A:
Eier, Hülsenfrüchte

Selen (mit Vorsicht)

Selen – offenbar Bestandteil der körpereigenen antioxidativen Abwehrkräfte – kann für krebsanfällige Vertreter der Blutgruppe A möglicherweise von Nutzen sein. Allerdings finden sich in der wissenschaftlichen Literatur auch Berichte über Selenvergiftungen als Folge einer Überdosierung von Zusatzpräparaten. Befragen Sie also vor Einnahme eines einschlägigen Präparates Ihren Arzt.

Nicht zu empfehlen

Vitamin A (Beta-Carotin)

Die Ergebnisse neuerer wissenschaftlicher Untersuchungen deuten darauf hin, daß Beta-Carotin in hoher Dosierung unter Umständen als Pro-Oxidans wirkt und damit die Schädigung von Gewebe beschleunigt anstatt sie zu unterbinden. Aus diesem Grunde sollten Menschen der Blutgruppe A auf Beta-Carotin-Präparate verzichten und statt dessen besser reichlich Carotinoide mit ihrer Nahrung aufnehmen. In der vorwiegend vegetarischen Typ-A-Diät finden sich ergiebige Carotinoid-Lieferanten, allen voran Möhren.

Und hier ein Hinweis: Mit zunehmendem Alter kann die Fähigkeit unseres Organismus, fettlösliche Vitamine zu resorbieren, nachlassen. Bei älteren Angehörigen der Blutgruppe A könnte die tägliche Zufuhr einer geringen Zusatzdosis Vitamin A (10 000 I. E./Tag) unter Umständen dazu beitragen, den Einflüssen des Alterungsprozesses auf das Immunsystem entgegenzuwirken.

Die besten Carotinoidlieferanten für Blutgruppe A:
Eier, Kürbis, Möhren, Spinat, Brokkoli

Kräuter und Phytotherapeutika (pflanzliche Heilmittel)

Weißdorn ***(Crataegus oxyacantha)***
Weißdorn ist ein hervorragendes Stärkungsmittel für das Herz-Kreislauf-System und sollte bei Herzerkrankungen in der Familienanamnese keinesfalls in Ihrem Ernährungsplan fehlen. Er wirkt sich wohltuend auf die Elastizität der Arterien aus, stärkt das Herz und wirkt blutdrucksenkend und begünstigt zudem die Auflösung von Plaques (Ablagerungen) an den arteriellen Gefäßwänden. Weißdornextrakte und -tinkturen sind über Naturheilärzte sowie in Reformhäusern und Apotheken erhältlich.

Kräuter zur Stärkung der Immunabwehr
Personen der Blutgruppe A neigen zur Anfälligkeit gegenüber Infektionen, die die Immunabwehr schwächen. Deshalb können Kräuter, die die Immunkraft stärken, wie beispielsweise der Purpurfarbene Sonnenhut (*Echinacea purpurea*) zur Abwehr von Schnupfen und Erkältungskrankheiten beitragen und die Wachsamkeit des Immunsystems gegenüber Krebserkrankungen erhöhen. Viele Menschen nehmen Echinacea in Form von Tropfen oder Tabletten ein. Huang Qi (*Astragalus membranaceus*), ein

chinesisches Heilkraut, wird gleichfalls zur Kräftigung des Immunsystems eingenommen. Die aktiven Bestandteile beider Kräuter sind Zucker, die die Vermehrung der für den Schutz des Immunsystems verantwortlichen weißen Blutkörperchen stimulieren.

Beruhigende Kräuter

Zum Abbau von Streß können Sie pflanzliche Beruhigungsmittel wie Kamillenblüten oder Baldrianwurzel nehmen. Diese Kräuter sind in Form von Tees auf dem Markt und sollten häufig genommen werden. Baldrian besitzt einen leicht stechenden Geruch, der aber – hat man sich erst einmal daran gewöhnt – sogar als angenehm empfunden wird.

Quercetin

Quercetin ist ein Bioflavonoid, das in reichlichen Mengen in bestimmten Gemüsesorten vorkommt, insbesondere in Zwiebeln. Einschlägige Präparate sind im Reformhaus erhältlich. Quercetin ist ein überaus wirksames Antioxidans, in seiner Wirkung mehrere hundertmal stärker als Vitamin E und kann bei der Vorsorge gegen Krebserkrankungen eine wesentliche Rolle spielen.

Mariendistel ***(Silybum marianum)***

Wie Quercetin ist auch die Mariendistel ein wirksames Antioxidans und besitzt zudem die Fähigkeit, in Leber und Gallengängen besonders hohe Konzentrationen zu erreichen. Personen der Blutgruppe A können Probleme mit Leber- und Gallenblase zu schaffen machen. Bei Erkrankungen im Bereich von Leber, Bauchspeicheldrüse oder Gallenblase in der Familienanamnese ist es unter Umständen ratsam, ein (in den meisten Reformhäusern erhältliches) Mariendistelpräparat in den Ernährungsplan mit einzubeziehen. Und Krebspatienten, die sich einer Chemotherapie unterziehen, sollten zum Schutz vor einer Leberschädigung vorsichtshalber gleichfalls ein solches Präparat einnehmen.

Bromelaine (Enzyme der Ananas)
Falls Sie unter Blähungen leiden oder sich andere Zeichen einer mangelhaften Eiweißresorption bemerkbar machen, sollten Sie ein Bromelainpräparat einnehmen. Dieses Enzym fördert bis zu einem gewissen Grad die Aufspaltung von Nahrungseiweiß und unterstützt damit den Verdauungsapparat des A-Typs bei der Proteinverwertung.

Probiotische Nahrungsergänzungsstoffe
Falls die blutgruppenspezifische Ernährung neu für Sie ist, beeinträchtigt die Umstellung auf vegetarische Kost möglicherweise Ihr Wohlbefinden und führt zu übermäßiger Gasbildung und Blähungen. Ein probiotisches Zusatzpräparat kann derlei Erscheinungen entgegenwirken, indem es dem Organismus »gute«, im gesunden Verdauungstrakt normalerweise vorhandene Bakterien zuführt. Halten Sie Ausschau nach Präparaten mit hohem Bifidus-Faktor; dieser Bakterienstamm ist für den Organismus des A-Typs optimal geeignet.

Aus dem Arzneischrank der Natur

Die moderne Wissenschaft hat uns eine schier unübersehbare Vielfalt an Medikamenten beschert, die von wohlmeinenden Ärzten in aller Welt verordnet werden. Aber gehen wir mit der Verabreichung von Antibiotika und Impfstoffen auch wirklich mit der gebotenen Sorgfalt und Vorsicht zu Werke? Woher weiß der Arzt, welche Arzneimittel für Sie, Ihre Kinder und alle übrigen Familienangehörigen optimal geeignet sind? Auch hier findet sich mit Hilfe der Blutgruppe eine vernünftige Antwort.

Als Naturheilmediziner bin ich darum bemüht, keine freiverkäuflichen Medikamente zu empfehlen oder zu verordnen. In den meisten Fällen gibt es Alternativen aus dem Arzneischrank der Natur, die ebenso gut oder gar besser wirken und die – anders als viele pharmazeutische Präparate – keine problematischen Nebenwirkungen haben.

Die folgenden natürlichen Heilmittel bergen für Angehörige der Blutgruppe A keine Risiken.

Arthritis
Alfalfa
Bittersalzbad (Epsomsalz)
Calcium
Rosmarinaufguß (Umschläge)
Weihrauchstrauch

Bauchkrämpfe und Blähungen
Fencheltee
Ingwer
Kamillentee
Pfefferminztee
Probiotische Nahrungsergänzungspräparate mit Bifidus-Faktor

Durchfall (Diarrhö)
Blaubeeren
Himbeerblätter
Holunderbeeren
L. acidophilus-Joghurtkulturen

Fieber
Eisenkraut
Mutterkraut
Silberweidenrinde

Grippale Infekte
Lärchengummi (Arabinogalactan)
Gelbwurz
Hagebuttentee
Holunderbeeren (vorbeugend)
Knoblauch
Sonnenhut (Echinacea)

Halsschmerzen
Bockshornklee- (Griechisch Heu-)Tee zum Gurgeln
Gelbwurz-Salbei-Tee zum Gurgeln

Husten
Huflattich
Lindenblüten
Weißer Andorn

Kopfschmerzen
Baldrian
Damiana
Kamille
Mutterkraut
Silberweidenrinde

Menopausensymptome
Phytöstrogene gewonnen aus Alfalfa, Sojabohnen und Yamswurzel
(Verzichten Sie wegen des Krebsrisikos auf eine herkömmliche Hormonersatztherapie)

Menstruationsschmerzen und -krämpfe
Wanzenkraut
Jamaika-Hartriegel

Nasennebenhöhlenentzündung
Bockshornklee (Griechisch Heu)
Kanadisches Berufkraut
Thymian

Ohrenschmerzen
Ohrentropfen aus Knoblauch-Königskerze-Olivenöl

Stauungszustände
Brennessel
Eisenkraut
Köngiskerze
Süßholzwurzeltee

Übelkeit
Ingwer
Süßholzwurzeltee

Verdauungsstörungen und Sodbrennen
Bromelain
Enzian
Gelbwurz
Ingwer
Pfefferminze

Verstopfung
Aloe-Vera-Saft
Ballaststoffe (Faserstoffe)
Flohkraut
Lärchengummi (Arabinogalactan)
Rotulmenrinde

Zahnschmerzen
Zahnfleischmassage mit:
Knoblauch (zerdrückt)
Nelkenöl

Muß ich alle Umstellungen in meiner Ernährungsweise auf einmal vornehmen, damit die Typ-A-Diät zum Erfolg führt?

Nein, ganz im Gegenteil. Beginnen Sie langsam, streichen Sie die Nahrungsmittel, die Ihnen nicht zuträglich sind, nach und nach vom Speisezettel und ersetzen Sie sie schrittweise durch solche aus der Kategorie »sehr bekömmlich« .

Viele Diäten verlangen nach einer ebenso schnellen wie radikalen Änderung der Eßgewohnheiten. Meiner Ansicht nach ist es aber realistischer und letztendlich effektiver, einen Lernprozeß zu durchlaufen. Glauben Sie mir nicht blindlings, sondern lernen Sie aus eigener Erfahrung, die Veränderungen körperlich zu »erspüren« .

Ehe man mit der Blutgruppenernährung beginnt, dürfte man in der Regel kaum wissen, wie bekömmlich oder abträglich die einzelnen Nahrungsmittel für den eigenen Organismus sind. Ausschlaggebend für die Auswahl sind üblicherweise die Geschmacksknospen, Familientradition und Ernährungsratgeber. Vermutlich essen Sie instinktiv allerlei Dinge, die Ihnen bekommen, aber dank der Blutgruppendiät sind Sie nun in der Lage, jederzeit und gezielt die richtige Auswahl zu treffen.

Kennen Sie erst einmal die für Sie optimale Zusammenstellung von Speisen und Getränken, können Sie getrost hin und wieder einen »Seitensprung« wagen. Unerbittlichkeit ist der Feind jeder Freude – und ich bin gewiß kein Verfechter starrer Regeln! Die Typ-A-Diät soll Ihnen zu Wohlbefinden verhelfen und Ihnen nicht das Gefühl vermitteln, zu leiden oder etwas zu entbehren. Und vertrauen Sie Ihrem gesunden Menschenverstand, wenn es darum geht, zu bestimmten Anlässen wie einer Einladung oder Familienfeier die Regeln ein wenig zu lockern.

Ich habe Blutgruppe A und mein Mann Blutgruppe 0. Wie steht es um gemeinsame Mahlzeiten? Ich möchte nicht zwei verschiedene Gerichte zubereiten.

Meine Frau Martha und ich befinden uns in derselben Lage. Sie hat Blutgruppe 0, ich Blutgruppe A. Mittlerweile wissen wir, daß wir in der Regel etwa zwei Drittel einer Mahlzeit gemeinsam essen dürfen. Den Hauptunterschied machen die Eiweißlieferanten aus. Steht beispielsweise pfannengerührtes Gemüse auf dem Speisezettel, bereitet Martha für sich getrennt etwas Hühnerfleisch zu, während ich zu meinem Gemüse gebratenen Tofu esse. Und bei Pastagerichten gibt Martha zu ihrer Portion mitunter ein wenig gebratenes Rinderhackfleisch. Das Ganze ist gar nicht mehr mühselig, weil wir inzwischen mit den Besonderheiten der beiden Ernährungsvarianten recht gut vertraut sind.

In den umfangreichen Bänden *4 Blutgruppen – Vier Strategien für ein gesundes Leben* und *4 Blutgruppen – Das Kochbuch für ein gesundes Leben* finden Sie detaillierte Informationen und Anregungen für Familien, bei denen sich Vertreter mehrerer Blutgruppen um den Tisch scharen. Ich weiß, daß viele Menschen Bedenken hegen, mit der Blutgruppenernährung aufgrund allzu vieler individueller Unterschiede nicht zurechtzukommen. Aber bedenken Sie folgendes: Für jeden Typ sind über 200 Nahrungsmittel aufgelistet, und ein Großteil davon läßt sich mit der Kost aller vier Blutgruppen vereinbaren. Angesichts der Tatsache, daß der Mensch im Durchschnitt nur etwa 25 Nahrungsmittel verzehrt, bieten die vier Varianten der Blutgruppendiät genaugenommen eine eher vielfältige als eingeschränkte Auswahl.

Muß ich alle Nahrungsmittel der Kategorie »sehr bekömmlich« essen?

Keineswegs – alle Nahrungsmittel dieser Kategorie zu verzehren wäre wohl kaum möglich! Stellen Sie sich Ihre Typ-A-Diät wie die Palette eines Malers vor, aus der man die Farben in unterschiedlichen Schattierungen und Mischungen auswählt. Bemühen Sie sich aber, wenn irgend möglich die für die einzelnen Nahrungsmittelgruppen angegebene wöchentliche Anzahl von Portionen zu verzehren.

Die Häufigkeit spielt vermutlich eine wichtigere Rolle als die Portionsgröße. Verkleinern Sie bei Bedarf die Einzelportionen, falls Sie von kleiner Statur sind, aber halten Sie sich in puncto Regelmäßigkeit und Häufigkeit an die jeweiligen Angaben. Auf diese Weise ist sichergestellt, daß die wertvollsten Nährstoffe weiterhin fortwährend in die Blutbahn gelangen.

Was soll ich tun, wenn ein Nahrungsmittel der Kategorie »vermeiden« im Rezept steht?

Das hängt von Art und Schwere Ihrer Beschwerden ab bzw. davon, wie Ihr Organismus auf das betreffende Nahrungsmittel reagiert. Machen Ihnen Nahrungsmittelallergien oder eine Dickdarmentzündung (Colitis) zu schaffen, tun Sie besser daran, auf diese Zutat zu verzichten.

Viele Menschen, deren Organismus stark auf bestimmte Nahrungsmittel anspricht, meiden derlei Produkte gänzlich – eine meiner Ansicht nach etwas überzogene Reaktion. Die meisten Menschen können hin und wieder irgend etwas verzehren, das normalerweise auf ihrer Nahrungsmittelliste nicht vorkommt, solange sie nicht an einer spezifischen Allergie leiden.

Kann ich durch die Blutgruppenernährung Gewicht abbauen?

Die Antwort auf diese Frage ist nicht einfach mit Ja oder Nein zu beantworten. Zunächst einmal folgendes: Die Ernährung der meisten übergewichtigen Menschen ist unausgewogen; das heißt sie essen Dinge, die den Stoffwechsel durcheinanderbringen, die Verdauung beeinträchtigen und zu Wasseransammlungen im Gewebe führen. Kennzeichen der Blutgruppenernährung hingegen ist *Ausgewogenheit*, und damit ist diese Diät für Ihren Organismus gewissermaßen maßgeschneidert.

Mit der Umstellung auf diese Form der Ernährung normalisiert sich der Stoffwechsel; die Kalorien werden besser zur Brennstoffgewinnung verwertet, Ihr Verdauungssystem kann die Nährstoffe ausreichend verarbeiten, und die Wasseransammlungen im Gewebe gehen zurück. Nach und nach – wahrscheinlich innerhalb sehr kurzer Zeit – bauen Sie dementsprechend Gewicht ab.

Im Rahmen meiner Arbeit stellte ich fest, daß die Mehrzahl meiner Patienten mit Gewichtsproblemen auch schon allerlei Diäten ausprobiert hatte. Nun könnte man annehmen, daß durch ständiges Diäthalten Pfunde abgebaut werden. Dies ist aber keineswegs der Fall, solange die Ernährung in ihrer Zusammensetzung und die dafür verwendeten Nahrungsmittel den natürlichen Gegebenheiten Ihrer individuellen Blutgruppe entgegenlaufen.

In der Regel neigen wir beim Thema Gewichtsabbau zur Nullachtfünfzehndiät, die sich für jedermann eignet, und wundern uns dann, wenn der Erfolg ausbleibt. Die Erklärung liegt auf der Hand! Unterschiedliche Blutgruppen reagieren nämlich auf ein und dasselbe Nahrungsmittel auch auf unterschiedliche Weise. So verarbeiten beispielsweise Angehörige der Blutgruppe A Brot und Teigwaren anders als ihre Mitmenschen vom Typ 0, speichern aber tierisches Eiweiß meist als Fett. Möchten Sie Gewicht abbauen, hilft Ihnen die Blutgruppendiät weiter. In Kombination mit dem empfohlenen Trainingsprogramm werden sich Erfolge sehr rasch einstellen.

Spielt die Kalorienzufuhr im Rahmen der Blutgruppendiät eine Rolle?

Die Umstellung auf diese Diät bedarf einer gewissen Gewöhnung. Mit der Zeit sind Sie imstande, die Nahrungsmittelmengen Ihren Bedürfnissen entsprechend anzupassen. Wichtig ist es vor allem, auf die Portionsgrößen zu achten. Einerlei *was* Sie essen – ein *Zuviel* davon ist gleichbedeutend mit Gewichtszunahme. Dieser Umstand ist so offensichtlich, daß er eigentlich keiner Erwähnung bedarf.

Doch Überernährung zählt mittlerweile zu den gravierendsten und bedrohlichsten Gesundheitsproblemen der Industrienationen: Millionen von Menschen stopfen viel zu viel in sich hinein und leiden deshalb unter Übergewicht und Verdauungsstörungen. Durch übermäßiges Essen dehnt sich die Magenwand aus wie ein aufgeblasener Luftballon. Von Natur aus ist die Magenmuskulatur zwar elastisch und so beschaffen, sich abwechselnd auszudehnen und zusammenzuziehen; werden die Zellen der Magenwand jedoch überdehnt, stellt dies eine enorme Belastung für sie dar. Sind Sie es nun gewohnt, so viel zu essen, daß Sie sich randvoll und nach einer Mahlzeit in der Regel träge fühlen, sollten Sie versuchen, die Einzelportionen kleiner zu halten. Lernen Sie, auf Ihren Körper zu hören.

Tofu scheint ein wenig reizvolles Lebensmittel zu sein. Muß ich ihn als A-Typ unbedingt essen?

Auf viele Menschen wirkt die Vorstellung, Tofu zu essen, anfänglich geradezu abschreckend. Und ich muß zugeben – Tofu wirkt zunächst nicht besonders ansprechend. (Dennoch – als armer Student mit Blutgruppe A aß ich jahrelang Tofu mit Gemüse und Naturreis, und er schmeckte mir sogar.) Das eigentliche Problem bei Tofu ist meiner Ansicht nach die Tatsache, daß er, so wie er üblicherweise in den Geschäften feilgeboten wird, optisch nicht eben verführerisch wirkt. In der Regel findet man ihn nämlich als weichen oder harten Block neben anderen Tofuprodukten in einer großen, mit kaltem Wasser gefüllten Plastikwanne.

Viele Menschen, die ihren anfänglichen Widerwillen überwinden und dann doch ein oder zwei Tofublöcke kaufen, werfen ihn einfach auf einen Teller, brechen einen Brocken ab und schieben ihn in den Mund. Dies ist keineswegs die beste Methode, Tofu zu probieren. (Fast so, als würde man ein rohes Ei samt Schale im Mund hin- und herschieben und darauf herumkauen – gewiß nicht sehr reizvoll!)

Am besten bereiten Sie Tofu in Kombination mit Gemüse und kräftigen Gewürzen nach Ihrem Geschmack zu, beispielsweise mit Knoblauch, Ingwer oder Sojasauce. Tofu ergibt eine ernährungsphysiologisch vollwertige und zudem ausgesprochen preiswerte Mahlzeit. Denken Sie als Angehörige(r) der Blutgruppe A immer daran: Der Weg zu guter Gesundheit ist mit Bohnenkäse (Tofu) gepflastert!

Von vielen Getreidesorten, die Sie erwähnen, habe ich noch nie etwas gehört. Wo kann ich mehr darüber erfahren?

Falls Sie nach alternativen Getreidesorten Ausschau halten, sind Naturkostläden und Reformhäuser wahre Fundgruben. Während der letzten Jahre hat man viele uralte Getreidesorten, die weitgehend in Vergessenheit geraten waren, wieder entdeckt und baut sie mittlerweile wieder an. Beispiele hierfür sind Amaranth, ein Getreide aus Mexiko, und Dinkel, eine Weizenart, der aber offenbar keines der mit Weizenvollkorn einhergehenden Probleme hervorruft. Probieren Sie diese wohlschmeckenden Getreidesorten getrost aus. Dinkel ergibt ein ebenso herzhaftes wie wohlschmeckendes, deftiges Brot, und Amaranth wird mittlerweile auch für die Herstellung von Frühstücksflocken verwendet.

Eine weitere Alternative ist das sogenannte Essener Brot aus gekeimten Weizenkörnern; bei diesem Brot werden die vorwiegend in der Samenschale vorkommenden Glutenlektine durch den Keimungsprozeß zerstört. Das leicht verderbliche Essener Brot ist in der Regel in den Kühlregalen von Reformhäusern und Naturkostläden zu finden. Es ist ein »lebendiges« Lebensmittel und enthält viele dem Organismus zuträgliche Enzyme. (Lassen Sie aber die Finger von industriell hergestelltem »Weizenkeimbrot« ; es enthält in der Regel nur einen geringen Anteil an gekeimten Weizenkörnern und zum größten Teil Vollkornweizen.) Essener Brot besitzt durch den beim Keimungsprozeß freigesetzten Zucker einen leicht süßlichen Geschmack; es ist feucht, hat Biß und schmeckt auch als Toast köstlich.

Muß ich mir wegen der Hefe im Brot Gedanken machen?

Viele Menschen befürchten, daß die in Brot verbackene Hefe Beschwerden verursachen könnte, insbesondere, wenn den Betreffenden ein Reizkolon zu schaffen macht. Offen gestanden – ich sehe da kein Problem. Was so mancher als Reaktion auf die im Brot enthaltene Hefe deutet, ist meiner Ansicht nach in Wirklichkeit eine Reaktion, die sich zwischen den Glutenlektinen und den blutgruppenspezifischen Substanzen im Verdauungstrakt abspielt.

Gestützt wird diese Überzeugung durch die Tatsache, daß diese Personen in der Regel auch Brot mit einem hohen Hefeanteil vertragen, solange es aus Getreide gebakken ist, das sich mit ihrer Blutgruppe verträgt. Ziemlich weitverbreitete Getreidesorten, die sich als brauchbare Alternativen zu Mais und Weizen anbieten, sind Naturreis, Roggen und Hirse sowie Hafer, Buchweizen und Wildreis.

Ich habe damit begonnen, viele der von Ihnen empfohlenen Nahrungsmittel in meine Ernährung einzubeziehen, und bemerke mittlerweile deutliche Unterschiede in meinem Wohlbefinden. Hier jedoch eine Frage: Erdnüsse gelten zwar als gesund, manchmal hört man aber, daß sie Aflatoxine enthalten – was tun?

Tatsächlich können Erdnüsse und Pistazien Aflatoxine enthalten, die, wenn sie einmal in einem Lebensmittel vorhanden sind, nicht mehr unschädlich gemacht werden können. In Deutschland wurden jedoch vom Bundesgesundheitsministerium für alle Lebensmittel und Arzneimittel nach dem Minimierungsprinzip strenge Höchstmengen an Aflatoxinen festgelegt, so daß von ihnen keine Gefahr mehr ausgeht.

Die Behauptung von Alternativmedizinern in den USA, daß Aflatoxine eine als Aflatoxikose bezeichnete Vergiftungserscheinung hervorrufen, ist schlicht fragwürdig. In den Vereinigten Staaten ist der medizinischen Datenbank MEDLINE zufolge über das Auftreten von Aflatoxikose nichts bekannt, und aus Ländern der Dritten Welt, wo es mit sachgemäßer Vorratshaltung und Nachweismethoden mitunter hapert, wurden nur einige vereinzelte Fälle gemeldet (Uganda 1971, Indien 1975 und Malaysia 1991). Und selbst bei diesen Fällen war keiner mit dem Verzehr von Erdnüssen verknüpft. Ursache der Erkrankungen in Uganda und Indien war verseuchter Mais und in Malaysia eine Nudelsorte.

In den Vereinigten Staaten wird der maximal zulässige Aflatoxingehalt von der Gesundheitsbehörde FDA (Food and Drug Administration) festgelegt. Durch sachgemäße Anbau- und Verarbeitungsmethoden läßt sich die Bildung dieser Toxine vermeiden oder auf ein Minimum begrenzen. Für den Verzehr bestimmte Produkte unterliegen strengen Aflatoxinkontrollen und damit sind die Bedenken hinsichtlich potentieller Gesundheitsrisiken drastisch zurückgegangen. Ergänzt werden die Bemühungen der FDA, die Unbedenklichkeit und Qualität von Nahrungs- und Futtermitteln zu gewährleisten, durch Kontrollprogramme des US-Landwirtschaftsministeriums und verschiedener Industrie- und Handelsverbände.

Meine beiden Kinder, 5 und 7 Jahre alt, probieren nur widerstrebend neue Dinge aus. Beide haben Blutgruppe A, und es kostet mich viel Mühe, sie von Milch- auf Sojaprodukte und von weizenhaltigen auf weizenfreie Lebensmittel umzustellen. Können Sie mir hilfreiche Tips geben?

Die beste Methode bei Kindern besteht darin, Veränderungen nach und nach und ganz langsam herbeizuführen. Das, worauf Sie sich zu Beginn in erster Linie konzentrieren sollten, ist die vermehrte Einbeziehung von Typ-A-Nahrungsmitteln. Üben Sie sich in Geduld, wenn es darum geht, den Verzehr von Milch- und Weizenprodukten ganz allmählich einzuschränken. Und denken Sie daran, daß Vorlieben für bestimmte Nahrungsmittel »erlernbar« sind.

Wissenschaftliche Untersuchungen haben gezeigt, daß Kinder, denen man die Entscheidung selbst überläßt, im Laufe von mehreren Wochen für sich ebenso gute oder gar bekömmlichere Nahrungsmittel auswählen, als die Eltern ihnen vorgesetzt hätten. Bringen Sie also neue Nahrungsmittel auf den Tisch und üben Sie sich in Geduld.

Anhänge

Anhang A

Blutgruppe A auf einen Blick

Der A-Typ
»Der Landwirt«
seßhaft – kooperativ – ordnungsliebend

Stärken	Schwächen	Krankheits-risiken	Ernährungs-profil
Gute Anpassung an unterschiedliche Ernährungs- und Umweltbedingungen Leistungsfähiger Stoffwechsel und gute Verwertung der Nährstoffe durch den Organismus	Organismus für das Verdauen und Verstoffwechseln von tierischem Eiweiß mangelhaft gerüstet Anfälliges Immunsystem – Offen für das Eindringen von Mikroorganismen	Herzerkrankungen Diabetes Typ I und Typ II Krebserkrankungen Leber- und Gallenblasenstörungen	*Vegetarisch* Gemüse Tofu Fisch und Meeresfrüchte Getreide Bohnen und Hülsenfrüchte Obst

chtig für wichtsabbau	Nährstoff-ergänzungen	Körperliche Aktivität
träglich: isch ilchprodukte dneybohnen mabohnen izen *lfreich:* ivenöl japrodukte sch und Meeres-früchte müse anas	Vitamin B_{12} Folsäure Vitamin C Vitamin E Weißdorn Sonnenhut (Echinacea) Quercetin Mariendistel	Beruhigende, konzentrations-fördernde Übungen wie Yoga und Tai Chi

Anhang B

Wissenswertes zum Thema Blutgruppen

Nun, nachdem Sie sich mit den Grundlagen der Blutgruppenernährung vertraut gemacht haben, möchte ich Sie dazu ermuntern, Ihr Wissen zu vertiefen und die Anwendungsmöglichkeiten zu erweitern. Die »4 Blutgruppen« - Serie bietet Ihnen die umfangreichsten, wissenschaftlich fundierten und durch klinische Erprobung untermauerten Informationen zum Thema Blutgruppen.

Um von den Empfehlungen zur blutgruppenspezifischen, individuellen Ernährung und Lebensführung optimal zu profitieren, sollten Sie sich mit allen vier Blutgruppen eingehend beschäftigen. Die Unterschiede existieren keineswegs in einem luftleeren Raum, sondern sind Teil eines naturgegebenen, komplexen Gefüges aus Gegensätzlichkeit und Zusammenwirken. Wissen Sie erst einmal über die evolutionsbedingten Faktoren Bescheid, durch die sich die Blutgruppen voneinander unterscheiden, tun Sie sich auch leichter, Ihrer eigenen Blutgruppe A entsprechend zu leben. Darüber hinaus bieten diese Bücher eine Fülle zusätzlicher Informationen und Empfehlungen zum Thema Blutgruppe A. Die Reihe umfaßt folgende Bände:

4 Blutgruppen – Richtig leben
Das individuelle Konzept für körperliches und seelisches Wohlbefinden
Von Dr. Peter J. D'Adamo mit Catherine Whitney
(Piper Verlag, München 2001)

In *4 Blutgruppen – Richtig leben* zeige ich, wie eine blutgruppenspezifische Lebensweise in jedem Stadium des Lebens zu körperlichem und seelischem Wohlbefinden führen kann. Gestützt durch bisherige Ergebnisse der Genforschung sowie die Resultate von hunderten wohldokumentierten wissenschaftlichen Studien biete ich Ihnen ein Programm zur Steigerung von Vitalität und Lebenskraft, zu dem unter anderem folgende Punkte zählen:

- die jüngsten Erkenntnisse über die Genetik der Blutgruppen und ihren Einfluß auf den Organismus
- Untersuchungen über die Rolle von Untergruppen, insbesondere über die Bedeutung des Sekretor-Status
- erste Ergebnisse über den Zusammenhang zwischen Blutgruppe einerseits und Streß, Persönlichkeit und seelischer Gesundheit andererseits
- eine eingehende Untersuchung über blutgruppenspezifische Unterschiedlichkeiten von Verdauungsprozeß, Stoffwechsel und Immunabwehr
- individuelle, blutgruppenspezifische Ratschläge zur Veränderung der Lebensführung, zum Abbau von Streß und Erlangen emotionaler Ausgeglichenheit, zur Verlangsamung des Alterungsprozesses und Vermeidung von Krankheiten
- gezielte Ratschläge für Kinder und ältere Menschen
- umfangreiche Angaben zu wissenschaftlicher Literatur, Patientenberichte aus der Studie über die Ergebnisse

der Blutgruppendiät sowie Hinweise für Hilfsmittel und Bezugsquellen

4 Blutgruppen – Vier Strategien für ein gesundes Leben
Von Dr. Peter J. D'Adamo mit Catherine Whitney
(Piper Verlag, München 1997 und 1999)

Mit *4 Blutgruppen – Vier Strategien für ein gesundes Leben* stellte ich das Konzept vom Zusammenhang zwischen Blutgruppe, Ernährung und Gesundheit erstmals einer breiten Öffentlichkeit vor. Das Werk erschien in millionenfacher Auflage, wurde in fünfzig Sprachen übersetzt und bildet nach wie vor das Grundlagenbuch zu dieser Thematik. Es enthält unter anderem:

- einen Ausflug zu den anthropologischen und biologischen Anfängen unserer Blutgruppen
- ausführliche Ernährungspläne, Fitneßprogramme und Menüvorschläge für jede Blutgruppe
- spezifische Empfehlungen im Zusammenhang mit gesundheitlichen Problemen, Gewichtsabbau, Alterungsprozeß, Unfruchtbarkeit und anderen Fragen
- Fallgeschichten aus meiner Praxis, die die bemerkenswerten Resultate der Blutgruppendiät aufzeigen
- häufig gestellte Fragen, ein Glossar und eine umfangreiche Bibliographie

4 Blutgruppen – Das Kochbuch für ein gesundes Leben
Von Dr. Peter J. D'Adamo mit Catherine Whitney
(Piper Verlag, München 2000)

4 Blutgruppen – Das Kochbuch für ein gesundes Leben ist

ein praxisorientiertes Kochbuch zur Umsetzung der Blutgruppendiät. Unter Mitwirkung von sachkundigen Ernährungsexperten entstand ein Kochbuch mit einer Fülle von grundlegenden Informationen und köstlichen Rezepten für jede Blutgruppe. Sie finden in diesem Buch:

- Nahrungsmittellisten, Einkaufsratgeber und Tips für die Küche
- eine familienfreundliche Übersicht im Register, aus der Sie mit einem Blick die Blutgruppen ersehen können, für die sich das jeweilige Rezept eignet
- eine Fülle von Tips und praktischen Hinweisen für die blutgruppenspezifische Ernährung
- 30-Tage-Pläne für die Einbindung der Diät in die Alltagsroutine
- nahezu 200 Originalrezepte für jeden Geschmack

Anhang C

Hilfsmittel und Bezugsquellen

Dr. Peter D'Adamo und sein Team nehmen in begrenztem Rahmen weiterhin neue Patienten auf. Zur Vereinbarung eines Termins wenden Sie sich bitte an:

The D'Adamo Clinic
2009 Summer Street
Stamford, CT 06905
USA
Tel. 001-203-348-4800

Anmerkung: Bitte stellen Sie auf diesem Weg keine Fragen über Dr. D'Adamos Arbeit oder zu persönlichen Gesundheitsproblemen.

www.dadamo.com

Das Internet hat sich als idealer Treffpunkt erwiesen, um die Grundlagen der Blutgruppendiät und die darauf abgestimmte Lebensweise kennenzulernen und umzusetzen. Seit Januar 1997 haben schon Hunderttausende die Webseite besucht, um sich an den Blutgruppen-Chats zu beteiligen und die wissenschaftlichen Archive zu durchstreifen, um Erfahrungen und Rezepte auszutauschen und mehr über die Wissenschaft der Blutgruppen zu erfahren. Zur Webseite gehört ein interaktives Mailboard sowie eine Archivdatei mit früheren Nachrichten an diese Adresse.

Einer der bedeutendsten Beiträge auf der Homepage ist die Studie über die Ergebnisse der Blutgruppendiät. Anhand dieser Studie war es möglich, Daten über die meßbaren Auswirkungen der Blutgruppendiät auf eine Vielzahl gesundheitlicher Störungen und Erkrankungen zusammenzutragen. Besucher der Internetseite werden eingeladen, über ihre Ergebnisse und Erfahrungen zu berichten.

Die Blutgruppe selbst bestimmen

Die North American Pharmacal Inc. ist offizieller Vertragspartner für den Vertrieb des Sets zur Selbstbestimmung der Blutgruppe. Dieses Set – ein Einweggerät zur einmaligen Bestimmung von Blutgruppe und Rhesusfaktor – kostet $ 7,95. Das Ergebnis liegt nach vier bis fünf Minuten vor. Wollen mehrere Freunde oder Familienangehörige ihre Blutgruppe testen, müssen Sie für jede Person ein separates Set bestellen.

Bestellungen innerhalb der USA werden via UPS geliefert (die Versandkosten betragen $ 5,25 pro Auftrag unabhängig von der Zahl der bestellten Sets). Expresslieferung (nach UPS-Versandbedingungen) ist gegen Aufpreis möglich. Auskünfte über Versandkosten für Expresslieferung zu Ihrem Wohnort erhalten Sie beim Kundendienst.

Für Lieferungen nach Orten außerhalb der USA können die Versandkosten sehr unterschiedlich und ziemlich hoch sein. Erkundigen Sie sich deshalb vor Aufgabe einer Bestellung bei unserem Kundendienst nach den ungefähren Versandkosten in Länder außerhalb der Vereinigten Staaten. Fügen Sie Ihrer Bestellung für ein Selbstbestimmungsset innerhalb der USA $ 7,95 + $ 5,25 für Versandkosten bei und senden Sie sie an:

North American Pharmacal Inc.
5 Brook Street
Norwalk, CT 06851
USA
Tel.: 001-203-866-7664
Fax: 001-203-838-4066
gebührenfrei innerhalb der USA:
877-AB0-TYPE (877-226-8973)
www.4yourtype.com

North American Pharmacal Inc. bietet eine Reihe weiterer Sets an, mit denen Sie Tests selbst durchführen können, wie beispielsweise die Bestimmung des Streßhormonspiegels, des weiblichen Hormonspiegels und des Mineralstoffhaushaltes; des weiteren Sets zur Bestimmung des Antioxidantien-Status und des Sekretor-Status. Für ausführliche Informationen über Preise, Lieferungs- und Zahlungsbedingungen wenden Sie sich bitte an North American Pharmacal Inc. (Anschrift wie oben).

Blutgruppenspezifische Produkte und Nahrungsergänzungspräparate

North American Pharmacal Inc. ist der offizielle Vertragspartner für den Vertrieb von blutgruppenspezifischen Produkten. Im Angebot finden sich unter anderem Zusatzpräparate, Bücher und Videos, Tees, Nährstoff-Riegel als Ersatz für Mahlzeiten und Kosmetika; dazu weiteres Material, das dazu beiträgt, die blutgruppenspezifische Ernährung und Lebensweise zu erleichtern. Zum Angebot gehören ferner Erzeugnisse der New Chapter® D'Adamo 4 Your Type Products™. Diese Vitamine, Kräuter und sonstigen Zusatzpräparate für eine ausgeglichene Ernährung wurden in ihrer Zusammensetzung speziell auf die Erfordernisse der einzelnen Blutgruppen zugeschnitten. Ergänzt wird die Produktpalette durch »Sip Right 4 Your Type™« -Tees und Lektinblocker-Präparate der Marke »Deflect™« sowie durch eine Reihe weiterer blutgruppenspezifischer und blutgruppenfreundlicher Gesundheitsprodukte, die in Zusammenarbeit mit »The Republic of Teas« und »New Chapter« entstanden.

Produktinformationen und Preislisten erhalten Sie bei North American Pharmacal Inc. (Anschrift wie oben).

Hinweis für Leser im deutschsprachigen Raum:

Blutgruppen-Bestimmungsset und Nährstoffergänzungen

Falls Sie Ihre Blutgruppe bestimmen möchten, benutzen Sie die Eldoncards! Dr. Peter D'Adamo hat eine ganze Serie von speziellen Blutgruppen-Produkten, Nahrungsergänzungspräparaten sowie Diagnose- und Informationsmaterialien entwickelt. Weitere Auskünfte darüber erhalten Sie über die unten angegebene Adresse, an die Sie auch Ihre Bestellungen senden können:

Stacktheme Europa
›Vechtstede‹
Buitenweg 26
3602 PS MAARSSEN/Niederlande
Tel.: +31 (0) 346 28 68 45
Fax.: +31 (0) 346 28 60 56
E-mail: stackeurope@planet.nl

E-mail: info@stacktheme.com (E-mail Schottland)
Webseite: www.stacktheme.com/www.right4EU

PIPER

Dr. Peter J. D'Adamo mit Catherine Whitney

Das Original-Blutgruppenkonzept

Aus dem Amerikanischen von Erica Mertens-Feldbausch

Der Naturheilmediziner Dr. D'Adamo hat mit seinem Original-Blutgruppenkonzept inzwischen hierzulande weit mehr als eine Million Menschen überzeugt. Doch was tun Sie, wenn Sie beim Einkaufen, beim Kochen, im Restaurant oder auf Reisen ganz rasch wissen wollen, ob bestimmte Nahrungsmittel im Rahmen des Konzepts für Sie sinnvoll und verträglich sind? Dafür hat der Autor auf der Basis neuester Forschungen vier Bücher als Kompaktinformation neu konzipiert – je eines für jede der vier Blutgruppen 0, A, B und AB. Jedes informiert nach einer kurzen Einführung in Form von übersichtlichen Listen darüber, welche Nahrungsmittel für Sie bekömmlich, welche neutral und welche zu vermeiden sind. Kurze Kapitel über Nahrungsergänzungsmittel und Naturheilmittel runden diese äußerst praktischen und sehr handlichen Bücher ab.

Tipps für die Blutgruppe 0

120 Seiten mit zahlreichen Tabellen. Geb. ISBN 3-492-04454-9

Tipps für die Blutgruppe A

122 Seiten mit zahlreichen Tabellen. Geb. ISBN 3-492-04455-7

Tipps für die Blutgruppe B

114 Seiten mit zahlreichen Tabellen. Geb. ISBN 3-492-04456-5

Tipps für die Blutgruppe AB

112 Seiten mit zahlreichen Tabellen. Geb. ISBN 3-492-04457-3

PIPER

Kurt Langbein/Bert Ehgartner

Das Medizinkartell

Die sieben Todsünden der Gesundheitsindustrie.
390 Seiten. Geb.

Täglich gibt es neue beunruhigende Meldungen aus dem Gesundheitssystem. Die Pharmaindustrie, die medizinische Forschung und die Ärzte selbst werden immer häufiger zur Zielscheibe heftiger Kritik.
Vor diesem Hintergrund haben Kurt Langbein (»Bittere Pillen«) und Bert Ehgartner die »Menschenfalle Medizin« zum Thema gemacht. Ihre harte Diagnose ist überfällig: die sinnlose Jagd auf Keime ohne Rücksicht auf das Immunsystem und ganzheitliche Ansätze, die Medizin als chemischer Krieg, der Sieg der Impflobby, die Versklavung der Medizin durch die Industrie, die Abkehr vom Patienten. Dies sind nur einige Aspekte dieser umfassenden Innenansicht des Medizinkartells, die am Bild der selbstlosen Heiler und des gesamten Systems erhebliche Kratzer hinterläßt, zugleich aber Chancen für Veränderungen aufzeigt. Mit aufregenden historischen und aktuellen Beispielen werden die Todsünden der Gesundheitsindustrie erklärt und die Ursachen der Fehlentwicklung verständlich gemacht.